Nanakan N'guissan
Seydou Diakite

Insuffisance cardiaque et TDR supraventriculaire chez le sujet âgé

Nanakan N'guissan
Seydou Diakite

Insuffisance cardiaque et TDR supraventriculaire chez le sujet âgé

Fréquence relative de ce groupe de trouble du rythme (TDR) et leur place dans cette pathologie

Presses Académiques Francophones

Impressum / Mentions légales
Bibliografische Information der Deutschen Nationalbibliothek: Die Deutsche Nationalbibliothek verzeichnet diese Publikation in der Deutschen Nationalbibliografie; detaillierte bibliografische Daten sind im Internet über http://dnb.d-nb.de abrufbar.
Alle in diesem Buch genannten Marken und Produktnamen unterliegen warenzeichen-, marken- oder patentrechtlichem Schutz bzw. sind Warenzeichen oder eingetragene Warenzeichen der jeweiligen Inhaber. Die Wiedergabe von Marken, Produktnamen, Gebrauchsnamen, Handelsnamen, Warenbezeichnungen u.s.w. in diesem Werk berechtigt auch ohne besondere Kennzeichnung nicht zu der Annahme, dass solche Namen im Sinne der Warenzeichen- und Markenschutzgesetzgebung als frei zu betrachten wären und daher von jedermann benutzt werden dürften.

Information bibliographique publiée par la Deutsche Nationalbibliothek: La Deutsche Nationalbibliothek inscrit cette publication à la Deutsche Nationalbibliografie; des données bibliographiques détaillées sont disponibles sur internet à l'adresse http://dnb.d-nb.de.
Toutes marques et noms de produits mentionnés dans ce livre demeurent sous la protection des marques, des marques déposées et des brevets, et sont des marques ou des marques déposées de leurs détenteurs respectifs. L'utilisation des marques, noms de produits, noms communs, noms commerciaux, descriptions de produits, etc, même sans qu'ils soient mentionnés de façon particulière dans ce livre ne signifie en aucune façon que ces noms peuvent être utilisés sans restriction à l'égard de la législation pour la protection des marques et des marques déposées et pourraient donc être utilisés par quiconque.

Coverbild / Photo de couverture: www.ingimage.com

Verlag / Editeur:
Presses Académiques Francophones
ist ein Imprint der / est une marque déposée de
OmniScriptum GmbH & Co. KG
Heinrich-Böcking-Str. 6-8, 66121 Saarbrücken, Deutschland / Allemagne
Email: info@presses-academiques.com

Herstellung: siehe letzte Seite /
Impression: voir la dernière page
ISBN: 978-3-8381-4547-1

Zugl. / Agréé par: Bamako, université de Bamako, 2010

Copyright / Droit d'auteur © 2014 OmniScriptum GmbH & Co. KG
Alle Rechte vorbehalten. / Tous droits réservés. Saarbrücken 2014

Insuffisance cardiaque et trouble du rythme supraventriculaire chez le sujet âgé.

ABREVIATIONS

- AC/FA = arythmie complète par fibrillation auriculaire
- AEG = altération de l'état général
- AO = aorte
- AP = artère pulmonaire
- ATCD = antécédent
- B bloquant = bêta bloquant
- B3 = bruit de galop
- BDC = bruits du cœur
- BNP = Brain Natriuretic Peptide
- BPCO = broncho-pneumopathie chronique obstructive
- Bpm = battement par minute
- CHU = Centre Hospitalier et Universitaire
- CM = cardiomyopathie
- CMD = cardiomyopathie dilatée
- EG = état général
- ECG = électrocardiogramme
- EchoDoppler = échographie Doppler cardiaque
- ESC = Société Européenne de Cardiologie
- FAN = Facteur Atrial Natriurétique
- FEVGs = fraction d'éjection du ventricule gauche en systole
- FMPOS = = Faculté de Médecine de Pharmacie et d'Odontostomatologie
- HAD = hypertrophie auriculaire droite
- HAG = hypertrophie auriculaire gauche
- HTA = hypertension artérielle
- HTAP = hypertension artérielle pulmonaire
- HVD = hypertrophie ventriculaire droite
- HVG = hypertrophie ventriculaire gauche

Insuffisance cardiaque et trouble du rythme supraventriculaire chez le sujet âgé.

- IAO = insuffisance aortique
- IC = insuffisance cardiaque
- Ica = inhibiteur calcique
- IEC = inhibiteur de l'enzyme de conversion
- IM = insuffisance mitrale
- IT = insuffisance tricuspidienne
- Jrs = jours
- Mm Hg = millimètre de mercure
- Mv = millivolt
- N = effectif
- NYHA = New York Heart Association
- OAP = œdème aigu du poumon
- OD = oreillette droite
- OG = oreillette gauche
- OMI = œdème des membres inférieurs
- OMS = Organisation Mondiale de la Santé
- RHJ = reflux hépato jugulaire
- RM = rétrécissement mitral
- RA = rétrécissement aortique
- SRAA = Système rénine angiotensine aldostérone
- TA = tension artérielle
- TDR = Trouble du rythme
- TV = tachycardie ventriculaire
- TVJ = turgescence jugulaire
- VD = ventricule droite
- VG = ventricule gauche
- % = pourcentage

SOMMAIRE

INTRODUCTION..4

OBJECTIFS..6
    Objectif Général
    Objectifs spécifiques

GENERALITES..7

MATERIEL ET METHODES..30

RESULTATS...33

COMMENTAIRES ET DISCUSSIONS.............................46

CONCLUSION ET RECOMMANDATIONS.....................50

REFERENCES BIBLIOGRAPHIQUES............................52

ANNEXES..63

Insuffisance cardiaque et trouble du rythme supraventriculaire chez le sujet âgé.

I. Introduction

Syndrome complexe et très fréquemment observé, l'insuffisance cardiaque est l'aboutissement de beaucoup de cardiopathies évoluées.

Il s'agit de l'incapacité du cœur à maintenir en toutes circonstances un débit cardiaque correspondant aux besoins métaboliques de l'organisme.

Selon la cavité atteinte de façon exclusive ou prédominante, on distingue l'insuffisance Ventriculaire gauche, l'insuffisance ventriculaire droite et l'insuffisance cardiaque globale [1].

L'insuffisance cardiaque est un syndrome clinique dont l'incidence et la prévalence augmentent avec l'âge. De plus, les progrès thérapeutiques, contribuent à l'augmentation de sa fréquence dans une population plus âgée [2].

Dans les pays industrialisés, 3 à 4 % des admissions à l'hôpital sont dûes à une insuffisance cardiaque [2].

L'étude de Framingham a rapporté dans la surveillance d'une cohorte de 9400 sujets, vivants dans une communauté, régulièrement suivis pendant 4 décennies en moyenne, que l'insuffisance cardiaque dépistée sur des données cliniques, affecte 1% de la population à la cinquantaine et 10 % à 80 ans [3].

Dans les pays en voie de développement, elle concerne souvent une population beaucoup plus jeune que dans les pays développés car à l'heure actuelle les maladies infectieuses demeurent la cause principale de l'insuffisance cardiaque en région tropicale.

Dans plusieurs pays africains anglophones, elle représente 3 à 7 % des admissions selon des données provenant de statistiques d'hospitalisation [4]. Aussi une étude récente portant sur 7 pays d'Afrique francophone rapporte une proportion de 27,5 % de patients hospitalisés en urgence pour une poussée d'insuffisance cardiaque en classe 4 de la NYHA [5].

L'installation de troubles du rythme cardiaque supraventriculaire soutenus, rapides ou trop lents, peut être responsable d'une insuffisance cardiaque avec ou sans cardiopathie sous jacente. Le trouble du rythme lui-même favorisé par l'hypertrophie-dilatation, la participation du système nerveux autonome, la dysthyroïdie et les désordres électrolytiques, apparaissant au cours d'une cardiomyopathie stable, modifie le cours évolutif. La survenue d'une fibrillation auriculaire est un tournant évolutif dans toute cardiopathie. La perte de la fonction de transport de l'oreillette, peut élever immédiatement la pression capillaire pulmonaire et favoriser la thrombose intra cavitaire [2]. Il apparaît ainsi nécessaire, d'évaluer la place qu'occupent les troubles du rythme supraventriculaire rapides, dans l'insuffisance cardiaque du sujet âgé. Il est à noter que tous les travaux portant sur l'insuffisance cardiaque se heurtent à deux écueils majeurs : Sa définition manque de critères stricts et beaucoup de formes mineures, pauci-symptomatiques ou asymptomatiques, sont méconnues.

II. OBJECTIFS

❖ Objectif Général

Etablir la fréquence relative des troubles du rythme supraventriculaire, au cours de l'insuffisance cardiaque chez le sujet âgé et de voir la place qu'ils occupent dans cette pathologie.

❖ Objectifs spécifiques

- ➤ Déterminer la fréquence de l'insuffisance cardiaque chez le sujet âgé en rapport avec un trouble du rythme supraventriculaire, dans l'unité "A" du département de cardiologie,

- ➤ Décrire les aspects cliniques, électriques, échographiques et évolutifs de l'insuffisance cardiaque chez le sujet âgé en rapport avec un trouble du rythme supraventriculaire, dans l'unité "A" du département de cardiologie,

- ➤ Déterminer la fréquence de chacun de ces principaux troubles du rythme supraventriculaire au cours de l'insuffisance cardiaque du sujet âgé.

III. GENERALITES

1. RAPPEL ANATOMO-PHYSIOLOGIQUE CARDIOVASCULAIRE

Le cœur est une pompe dotée de son propre système de commande et de coordination. Il est constitué de trois tissus :

*L'endocarde dont les valvules sont le prolongement

*Le myocarde ou muscle cardiaque

*Le péricarde

Il est composé de quatre cavités disposées de façon à constituer deux cœurs :

Le cœur gauche et le cœur droit. Chaque cœur comprend un ventricule et une oreillette les deux étant séparés par les valvules auriculo-ventriculaires. La fonction pompe cardiaque est dévolue au myocarde alors que la régularité du fonctionnement et la coordination des mouvements sont assurées par un dispositif autonome de conduction intracardiaque appelé tissu nodal.

Une révolution cardiaque normale se compose :

- de la systole : phase d'éjection destinée à chasser le sang vers l'aorte et l'artère pulmonaire par la contraction des ventricules.
- et de la diastole : phase de relâchement et de remplissage ventriculaire [6].

2. LE CŒUR SENILE

Le sujet âgé selon l'OMS, est un sujet ayant au moins soixante ans [61].

L'âge modifie les caractères anatomiques et hémodynamiques du cœur.

Ce vieillissement cardiaque variable d'un individu à l'autre engendre un certain nombre de particularités définissant le cœur sénile. C'est un processus continu et irréversible modulé par trois variables dont le premier est d'ordre physiologique, le deuxième représenté par les séquelles de pathologie accumulées tout au long de la vie et le troisième les changements intervenus par suite du mode de vie de l'individu.

En 1895 Boy Tessier de Marseille et Bolfour en Angleterre écrivaient les premières pages sur le cœur sénile. Laubry, Rotier, Moussoir consacrèrent un remarquable mémoire en 1927. Plus tard en 1938 Warenbourg et Pinchart, puis Gertenblith, Frederiksen, Yin, en 1977 en précisèrent les aspects électrocardiographiques.

En réalité le concept de « cœur sénile » avait surtout l'intérêt de proposer une étiologie à l'IC et à la FA d'apparence primitive observées fréquemment chez les sujets âgés. Mais progressivement, son importance a diminué.

S'il existe encore des IC dont la clinique ne trouve pas la cause, les études anatomo-pathologiques récentes, jettent un jour nouveau sur l'étiologie de ces troubles en montrant la fréquence de cardiopathies ischémiques et des lésions athéromateuses des artères coronaires.

D'autre part, dans l'étude des modifications cardiaques observées chez le vieillard, il faut tenir compte d'autres affections non cardio-vasculaires que le sujet a pu additionner au cours de sa vie et qui à leur tour ont un retentissement cardiaque **[7, 8, 9]**.

Modifications du cœur dûes à l'âge :

Elles peuvent être étudiées dans plusieurs domaines :
- **Modification anatomique :** la plus fréquente est une augmentation de la graisse sous épicardique, mais surtout les modifications de l'endocarde.
- **Macroscopiquement :** l'endocarde est épaissi, spécialement l'endocarde pariétal des cavités gauches, de la grande valve mitrale et des valvules aortiques qui ont perdu de leur souplesse.

Le poids du cœur normal ne se modifie pas sensiblement avec l'âge. Certes chez un grand vieillard amaigri comme les autres organes, il est atrophié.

Mais si l'on rapporte le poids du cœur au poids total du corps, ce rapport ne paraît pas s'abaisser avec l'âge. Au total dans 3/4 des cas, le poids du cœur est normal.
- **Microscopiquement :** les modifications des fibres myocardiques sont variables. Elles sont soit atrophiées (atrophie brune), soit hypertrophiées

légèrement en longueur et en épaisseur. Il y a également une diminution de la striation transversale des fibres musculaires.

Et l'on assiste à l'apparition des granulations pigmentaires (Lipo-fuschure) dans les régions péri-nucléaires.

Ces dernières années des précisions ont été acquises dans l'histochimie de la fibre myocardique. Lorsque la fibre myocardique s'hypertrophie lors du vieillissement, les noyaux s'accroissent moins que le reste de la cellule et le rapport noyaux-myofibrille s'abaisse.

D'autre part l'acide désoxyribonucléique (ADN) constituant du noyau et l'acide ribonucléique (ARN) constituant extranucléaire sont diminués. Les phosphorylations oxydatives sont réduites et le renouvellement des protéines ralenti.

- **Métabolique :** on reconnaît enfin au « cœur sénile » un certain nombre de particularités métaboliques et hémodynamiques incapables à elles seules d'aboutir à une insuffisance cardiaque mais pouvant en faciliter l'apparition. Les données métaboliques peuvent se résumer à un déficit d'oxygène, un déséquilibre ionique, une carence vitaminique et un manque des substances énergétiques. Chacune de ces anomalies a des conséquences hémodynamiques bien établies **[7, 9, 10, 11]**.

3. INSUFFISANCE CARDIAQUE

3.1. Introduction

L'insuffisance cardiaque est la seule atteinte cardiovasculaire dont l'incidence et la prévalence augmentent en raison du vieillissement de la population mais aussi d'une meilleure prise en charge des cardiopathies.

Malgré les progrès thérapeutiques récents, l'insuffisance cardiaque reste une maladie grave grevée d'une lourde mortalité **[12]**.

3.2. Définition

On peut définir l'insuffisance cardiaque comme l'incapacité du cœur (droit et/ou gauche) à fournir un débit adapté aux besoins métaboliques de l'organisme [13].

3.3. Physiopathologie de l'IC

3.3.1. Atteinte de la fonction systolique

Les trois éléments déterminants de la fonction systolique peuvent être en cause :

✓ *Contractilité*

La contractilité ou inotropisme est la capacité intrinsèque d'une unité contractile à produire une force. La contractilité est indépendante de la précharge, de la post-charge et de la fréquence cardiaque.

Une atteinte de la contractilité s'observe dans les cardiomyopathies à forme dilatée en apparence primitive, dans les myocardites, dans les cardiopathies ischémiques et de façon générale dans presque toutes les formes de cardiopathies à un stade très avancé.

✓ *Post-charge*

La post-charge représente la force que doit vaincre le muscle cardiaque pour se raccourcir. En pratique, la post-charge est appréciée indirectement par la résistance à l'éjection VG.

Lorsque la post-charge est augmentée de façon pathologique et importante, il peut s'ensuivre une insuffisance cardiaque. Un exemple fréquent en pathologie est l'IC secondaire à une surcharge barométrique telle que provoquée par une hypertension artérielle, mais aussi un rétrécissement aortique, une coarctation aortique.

✓ *Précharge*

Selon la loi de Starling, une fibre musculaire développe une force après activation qui est proportionnelle à sa longueur initiale pré-activation. Cette longueur initiale caractérise la précharge. Au niveau du cœur entier, cela signifie que plus un ventricule est rempli, plus la force développée lors de la contraction est importante. La précharge est donc ici appréciée indirectement par le volume télédiastolique.

En pathologie, une précharge augmentée de façon pathologique peut conduire à un état d'IC : cela est observée en cas d'insuffisance mitrale par exemple.

3.3.2. Atteinte de la fonction diastolique

Les trois déterminants principaux (relaxation, compliance passive, fréquence cardiaque) de la fonction diastolique peuvent être en cause.

✓ *Relaxation*

Elle aboutit normalement à la baisse de la pression protodiastolique intraventriculaire en dessous de la pression auriculaire gauche en provoquant un véritable phénomène d'aspiration ventriculaire : c'est le remplissage ventriculaire rapide protodiastolique.

En pathologie, la relaxation peut être ralentie et/ou incomplète ; il s'ensuit une gêne au remplissage et donc une élévation de la pression en amont du ventricule aboutissant à une IC diastolique.

✓ *Compliance passive*

La compliance est la relation qui lie la pression dans le ventricule et le volume de sang que ce ventricule contient ; une diminution de compliance peut être responsable d'élévation de la pression de remplissage (IC diastolique) ; en pathologie, une fibrose myocardique, une séquelle d'infarctus peut être responsable de tels phénomènes. La péricardite constrictive est un modèle d'IC diastolique pure, sans atteinte de la fonction myocardique.

✓ *Fréquence cardiaque*

Lorsqu'elle augmente, les différentes phases du cycle cardiaque sont peu modifiées jusqu'à une fréquence de l'ordre de 120 bpm, le raccourcissement du cycle se faisant jusqu'à cette fréquence par raccourcissement de la période de diastasis.

Au delà de 120 bpm, les différentes phases du cycle cardiaque se raccourcissent, et au niveau du remplissage cela aboutit à une augmentation de la pression de remplissage avec retentissement en amont du cœur ; une tachycardie peut, du fait de sa fréquence élevée, entraîner une IC.

Le plus souvent, il existe une intrication entre les atteintes systolique et diastolique.

3.3.3. Rôle des mécanismes compensateurs

Ces mécanismes sont compensateurs au début de l'IC, mais certains d'entre eux deviennent inadaptés et aggravent l'IC, réalisant de véritables cercles vicieux.

3.3.3.1. Sur le cœur lui-même

➢ *Mécanisme de STARLING*

Permet au cœur normal d'ajuster son débit, battement par battement en fonction des variations du remplissage cardiaque. La vasoconstriction veineuse avec augmentation du retour veineux facilite la mise en jeu de ce mécanisme.

En pathologie, dès qu'il existe une surcharge volumétrique, le cœur peut immédiatement éjecter plus ; cette compensation est donc immédiate, mais a des limites (les sarcomères ne peuvent s'étirer au delà de 2,2 µ).

Ce phénomène ne participe pas à l'auto-aggravation de l'IC.

En cas de surcharge volumétrique d'une certaine durée, se développe une hypertrophie dilatation.

➢ *Augmentation de la post-charge*

Du fait de la vasoconstriction périphérique excessive artérielle avec pour conséquence une augmentation de travail cardiaque qui tend à aggraver l'IC.

> *Hypertrophie-Dilatation (Remodelage)*

✓ **Si la surcharge est de type barométrique**, le myocarde s'hypertrophie de façon plutôt concentrique (hypertrophie concentrique), c'est à dire sans dilatation ventriculaire, ce qui permet au ventricule d'éjecter un volume systolique normal malgré l'augmentation de la post-charge.

✓ **Si la surcharge est de type volumétrique,** le ventricule devient plus compliant en modifiant sa structure et de ce fait se dilate pour une même pression de remplissage. Il s'hypertrophie simultanément afin de normaliser la tension pariétale, augmentée par la dilatation (loi de Laplace).

Il s'agit d'une **hypertrophie excentrique**.

Ce remodelage est bénéfique car il permet au ventricule de faire face à une situation anormale, mais il finit par être délétère car il participe à l'aggravation de l'IC.

3.3.3.2. Mécanismes compensateurs hormonaux

> *Activité sympatho-adrénergique*

La réaction sympatho-adrénergique à une agression cardiaque aiguë quelconque est très rapide par l'augmentation de la force contractile et la tachycardie, permettant de maintenir le débit cardiaque. La vasoconstriction périphérique permet de maintenir la pression artérielle.

En cas d'IC Chronique, l'hyperactivité sympatho-adrénergique devient moins efficace du fait d'une diminution des récepteurs adrénergiques (surtout β1) à la surface du cœur (down-regulation) et d'une altération de la voie de la protéine G. L'activation du système nerveux autonome favorise l'hypertrophie myocytaire, augmente les dépenses énergétiques du myocarde, favorisant une ischémie sous endocardique, et de ce fait aggravant encore l'altération de la fonction systolique.

> *Système rénine angiotensine aldostérone (SRAA)*

La stimulation du SRAA tissulaire myocardique participe au remodelage (hypertrophie), et celle du SRAA hormonal systémique a une action vaso-constrictive. Cette dernière est surtout activée lors des phases de décompensation ou lorsqu'est prescrit un traitement diurétique. Son rôle négatif à long terme est indirectement souligné par l'action thérapeutique bénéfique des inhibiteurs de l'enzyme de conversion (IEC).

> *Système des endothélines :*

L'endothéline est sécrétée par les cellules endothéliales.

Système vaso-constricteur, est de découverte plus récente, mais pourrait également jouer un rôle dans l'aggravation de l'insuffisance cardiaque : le blocage de son action pourrait être bénéfique.

> *Systèmes vasodilatateurs*

✓ **Le facteur atrial natriurétique (FAN)**

En réponse à la distension des oreillettes, est sécrété le FAN. Lorsque l'insuffisance cardiaque progresse il est même sécrété par les ventricules, mais son action est diminuée chez les patients en insuffisance cardiaque.

✓ **Le facteur natriurétique, le BNP (Brain Natriuretic Peptide)**

Initialement isolé dans le cerveau d'où son nom, mais en fait sécrété par le myocarde, est augmenté en cas d'altération de la fonction systolique cardiaque, en proportion de l'augmentation des pressions de remplissage. Son dosage est devenu un test biologique pour confirmer le diagnostic d'insuffisance cardiaque. Il a une valeur pronostique.

✓ **Les prostaglandines**

L'action combinée du bas débit, de l'activation du système sympathique et du système rénine angiotensine diminue la perfusion rénale. Ceci entraîne une synthèse accrue des prostaglandines qui limitent la vasoconstriction du territoire rénal et par là le risque d'insuffisance rénale. Attention donc à l'utilisation des anti-inflammatoires non stéroïdiens dans cette pathologie [13].

3.4. Diagnostic

3.4.1. Les signes cliniques

L'IC est un syndrome associant des signes fonctionnels, survenant à l'effort ou au repos, et des signes physiques. Les deux symptômes cardinaux sont la dyspnée d'effort et l'asthénie. Ces signes fonctionnels ne sont ni sensibles ni spécifiques. Les autres signes fonctionnels sont une toux sèche à l'effort, au repos ou en décubitus. La notion d'orthopnée est un symptôme spécifique de l'IC et est essentielle pour différencier une dyspnée cardiaque d'une autre cause. On peut retrouver également une nycturie/oligurie, une hépatalgie d'effort. L'utilisation des critères de Framingham permet le diagnostic clinique d'IC avec une sensibilité de 100 % et une spécificité de 78 %.

Critères de Framingham

Critères majeurs :
- Dyspnée paroxystique nocturne
- Orthopnée
- Turgescence jugulaire
- Râles crépitant
- Galop (B3)
- Cardiomégalie
- Œdème pulmonaire
- Reflux hépato-jugulaire

critères mineurs :
- Œdème périphérique
- Toux nocturne
- Dyspnée d'effort
- Epanchement pleural
- Tachycardie >120 bpm
- Perte de poids >4,5 kg/5 jours de traitement.

Insuffisance cardiaque si : présence de 2 critères majeurs ou un critère majeur + 2 critères mineurs **[14, 15]**.

3.4.2. A l'examen clinique

Il existe des râles crépitants voire sibilants siégeant dans la partie inférieure des champs pulmonaires en rapport avec l'œdème bronchique et alvéolaire. On peut aussi retrouver des signes d'ICD qui sont les œdèmes périphériques (des membres inférieurs surtout, pleuraux, voire ascite), une TJ, un RHJ, une hépatomégalie. Enfin, des signes de bas débit s'observent dans des tableaux sévères et décompensés: hypotension artérielle inhabituelle, troubles du sommeil, confusion, altération de l'état général.

Cependant, le diagnostic clinique est plus difficile chez les sujets âgés surtout à cause des comorbidités. D'une part le symptôme peut être commun à différentes affections, comme par exemple la dyspnée qui est un symptôme essentiel de l'IC. D'autre part, les symptômes peuvent ne pas apparaître du fait de la limitation fonctionnelle entraînée par une autre pathologie. Néanmoins, l'orthopnée garde une bonne valeur d'orientation pour l'origine cardiaque d'une dyspnée même chez la personne âgée. Enfin, les troubles des fonctions supérieures peuvent empêcher un interrogatoire productif. En pratique, les signes cliniques chez la personne âgée sont peu spécifiques et les signes de bas débit sont parfois au premier plan et il n'est pas forcément aisé de les rapporter à une IC. La sévérité de la dyspnée peut être évaluée à l'interrogatoire et être codifiée selon la classification de la New York Heart Association (NYHA) de la façon suivante : **[16, 17]**

Classification NYHA :

Stade I	Absence de signes fonctionnels
Stade II	Limitation survenant à l'effort (marche rapide, monté des escaliers)
Stade III	Limitation des gestes de la vie courante
Stade IV	Gêne au moindre effort et dyspnée permanente

3.4.3. Les examens complémentaires

Tout IC doit bénéficier d'un bilan initial comportant au moins un écho Doppler cardiaque, un ECG, une radiographie thoracique et un bilan biologique. Les autres examens sont discutés au cas par cas [14, 15].

3.4.3.1. L'électrocardiogramme

C'est un examen de base qui permet de rechercher des éléments évocateurs d'une étiologie. L'ECG a une excellente valeur prédictive négative puisqu'il est normal chez seulement 5% des patients IC. Un ECG normal élimine ainsi pratiquement le diagnostic [16].

3.4.3.2. La radiographie thoracique

C'est un examen simple, accessible et peu coûteux. Elle permet de rechercher une cardiomégalie mais elle est souvent trompeuse et l'absence de cardiomégalie radiologique n'exclut pas le diagnostic d'IC. La radiographie est surtout intéressante pour la recherche de diagnostic différentiel et de signes d'œdème pulmonaire en cas de doute sur l'origine d'une dyspnée [18].

3.4.3.3. L'échocardiographie

L'écho-Doppler cardiaque est un examen essentiel par son caractère non invasif, accessible, facilement répétable et au coût modeste pour l'évaluation d'une IC.

D'après la définition donnée par l'ESC, il est indispensable à son diagnostic. La mesure de la FE est très importante, permettant de différencier les patients ayant une atteinte de la fonction systolique ou non. Elle présente aussi un intérêt dans le bilan initial de l'IC pour la recherche étiologique notamment d'une cause curable [19, 20].

3.4.3.4. Un bilan biologique complet

Il permet la recherche des causes, des facteurs favorisants et l'évaluation du retentissement de l'IC et de son traitement sur la fonction rénale et hépatique. Il comporte notamment une NFS, un ionogramme sanguin, une mesure de la fonction rénale avec calcul de la clairance de la créatinine, un bilan hépatique et un bilan métabolique.

Le dosage sérique des peptides natriurétiques (Brain Natriuretic Peptide (BNP) et NT-proBNP) est désormais un outil très utile au diagnostic et au suivi de l'IC [20, 21].

3.4.3.5. Ventriculographie isotopique

Il s'agit d'un examen fiable pour apprécier la FEVG. Cependant, sa faible disponibilité et son coût en font un examen de seconde intention en cas de mauvaise échogénicité et d'évaluation impossible de la fonction systolique à l'échocardiographie. De plus, cet examen nécessite des précautions particulières en cas d'incontinence urinaire (sondage) [18, 22].

3.5. Les étiologies

L'IC est l'évolution habituelle de nombreuses maladies cardiaques. Globalement, les étiologies de l'IC ne sont pas différentes chez le sujet âgé et chez l'adulte d'âge moyen. Cependant, les étiologies les plus fréquentes dans les pays occidentaux sont la cardiopathie ischémique et l'HTA. L'atteinte coronaire est la cause la plus courante et est incriminée dans 25 à 50 % des cas selon les études. Elle est souvent associée à une HTA. Mais une HTA isolée est incriminée dans environ un tiers des cas. Les atteintes valvulaires sont beaucoup moins fréquentes de nos jours, conséquence des progrès de la chirurgie cardiaque et de l'éradication du RAA en France, mais persistent dans les pays en voie de développement. L'origine primitive d'une cardiomyopathie dilatée reste un diagnostic d'élimination après une enquête étiologique complète [23, 24, 25, 26].

Certains auteurs estiment que dans les études publiées dans les 25 dernières années, plus d'un tiers des patients insuffisants cardiaques n'avaient pas de trouble de la fonction systolique [29].

L'insuffisance cardiaque diastolique est en rapport avec un trouble de la relaxation du ventricule gauche entraînant des anomalies du remplissage ventriculaire. La fréquence de l'insuffisance cardiaque diastolique augmente progressivement avec l'âge : avec l'âge augmente la rigidité artérielle responsable d'une augmentation de la pression artérielle différentielle. L'augmentation de la pression artérielle systolique entraîne une hypertrophie ventriculaire gauche et la diminution de la pression artérielle diastolique favorise l'ischémie myocardique, deux facteurs perturbant la relaxation ventriculaire gauche [12].

L'apparition d'une arythmie cardiaque supraventriculaire ou ventriculaire compliquant les différentes cardiopathies sous jacentes, favorise une évolution rapide en insuffisance cardiaque.

Ces arythmies cardiaques, surtout supraventriculaires, par exemple l'AC/FA, conduisent à une perte de la systole auriculaire et à une accélération excessive de la fréquence cardiaque.

- ✓ La perte de la systole auriculaire est surtout délétère chez les patients ayant un trouble de la fonction diastolique, par exemple une cardiomyopathie hypertrophique ou une cardiopathie hypertensive ou une gêne au remplissage par rétrécissement mitral. Chez ces patients le passage en arythmie est souvent synonyme de décompensation cardiaque gauche ou globale. L'arythmie cardiaque est un facteur de détérioration hémodynamique et souvent le facteur déclenchant d'une poussée d'insuffisance cardiaque. L'arythmie cardiaque notamment l'AC/FA, est également un facteur de dilatation ventriculaire comme en témoigne la diminution des diamètres ventriculaires après régularisation.

- ✓ L'accélération excessive de la fréquence cardiaque est également à elle seule un facteur de décompensation cardiaque. Ainsi, chez certains sujets sans cardiopathie, une arythmie cardiaque rapide, par exemple l'AC/FA rapide, peut provoquer une insuffisance cardiaque avec dilatation ventriculaire gauche plus ou moins régressive lorsque la fréquence cardiaque est normalisée, aboutissant à une véritable cardiomyopathie rythmique suivant la durée de l'évolution de l'AC/FA [27].

Les facteurs de risque de développement d'une insuffisance cardiaque ont été étudiés dans l'étude de Framingham [28]. Environ 20 % des patients ayant fait un infarctus du myocarde ont développé une insuffisance cardiaque dans un délai de 5 à 6 ans. Une hypertension artérielle associée à des signes électrocardiographiques d'hypertrophie ventriculaire gauche multiplie le risque de développer une insuffisance cardiaque. Le diabète est aussi un facteur de risque, dont la part a augmenté de plus de 20 % par décennie. L'obésité, le rapport cholestérol total sur cholestérol *high density lipoprotein* (HDL) et le tabac sont également des facteurs de risque d'insuffisance cardiaque [29].

Insuffisance cardiaque et trouble du rythme supraventriculaire chez le sujet âgé.

Tableau 1 : Etiologies des insuffisances cardiaques [14]

CARDIOPATHIE ISCHEMIQUE (avec ou sans infarctus)		
HYPERTENSION ARTERIELLE		
CARDIOMYOPATHIES	Dilatées	Primitives
		Infectieuses
		Toxiques : alcool, cocaïne, anthracyclines
		Métaboliques: diabète, certaines déficiences nutritionnelles
		Post-partum
		Non compaction ventriculaire gauche
		Maladies neuromusculaires
	Hypertrophiques primitives	
	Restrictives (infiltratives)	Amylose, hémochromatose, syndrome hyperéosinophilique, radiothérapie, fibrose endomyocardique, Maladie du système.
VALVULOPATHIES	Insuffisance mitrale, rétrécissement mitral, insuffisance et rétrécissement aortique, polyvalvulopathie.	
ARYTHMIES		
MALADIES DU PERICARDE		
CARDIOPATHIES CONGENITALES		

4. LES TROUBLES DU RYTHME CARDIAQUE SUPRAVENTRICULAIRE

Les principaux troubles du rythme supraventriculaire sont : la fibrillation auriculaire, le flutter auriculaire, la tachysystolie auriculaire et les tachycardies jonctionnelles.

A. Définitions et physiopathologies

1. Fibrillation auriculaire

1.1. Définition

Il s'agit d'une désynchronisation totale de l'activité électrique et donc mécanique des fibres musculaires auriculaires.

La fibrillation auriculaire se traduit sur l'E.C.G. par : une disparition des ondes P remplacées par une trémulation continue de la ligne iso-électrique (400 à 600/min.) L'activité ventriculaire est habituellement rapide, très irrégulière [30].

2. Flutter auriculaire

2.1. Définition

Tachycardie auriculaire, régulière, continue, de fréquence égale à 250 à 350 par minute, ayant un aspect en dents de scie, sans retour à la ligne iso-électrique.

La conduction auriculo-ventriculaire est en général fixe, soit 2/1, soit 4/1, rarement 6 ou 8/1 [30].

3. Tachysystolie

Le terme de tachycardie atriale remplace celui de tachysystolie.

3.1. Définition

Il s'agit d'une tachycardie auriculaire, régulière, continue, de fréquence comprise entre 130 et 220 par minute, avec retour à la ligne iso-électrique entre les ondes auriculaires.

La conduction auriculo-ventriculaire est plus souvent variable, soit 1/1 (diagnostic différentiel avec les tachycardies jonctionnelles), soit 2/1 **[30]**.

4. Physiopathologie de la fibrillation auriculaire, du flutter auriculaire et de la tachysystolie

Ces différents troubles du rythme cardiaque résultent du développement de multiples circuits de réentrées dans les oreillettes. Il en résulte des contractions auriculaires inefficaces, un rythme ventriculaire irrégulier ou régulier (flutter) et rapide, une diminution du débit cardiaque de 20 à 25% et une fibrose diffuse menant à la dilatation auriculaire, lorsque le trouble du rythme se pérennise **[31]**. Ce nombre variable de circuits conditionne l'aspect électrocardiographique (ECG) : elle peut se traduire par des aspects relativement organisés autrefois appelés fibrillo-flutters, bien visibles en V1, correspondant à deux ou trois circuits de réentrée susceptibles de s'organiser en flutter sous l'effet d'un antiarythmique de classe I et/ou par un aspect de fibrillation auriculaire dite à « petites mailles » où l'activité auriculaire est peu visible, qui caractérise souvent des arythmies anciennes et où les circuits de réentrée sont extrêmement nombreux. Le mécanisme de ces réentrées multiples est très variable d'un patient à l'autre et en cours de démembrement **[32-33-34]**. Pour qu'une réentrée puisse s'établir il faut trois conditions :

– un circuit de réentrée comportant la présence d'au moins deux voies à vitesse de conduction et période réfractaire différentes : ce circuit apparaît dès lors qu'il y a une cardiopathie. Il apparaît également en cas de modification des propriétés électrophysiologiques auriculaires avec inhomogénéité des périodes réfractaires et des vitesses de conduction **[32-35]** : l'allongement du temps de conduction et le raccourcissement des périodes réfractaires dans une voie peuvent être dûs à des anomalies anatomiques (fibrose, apoptose) ou apparaître sous des influences extérieures (métaboliques, ischémiques, vagales ou adrénergiques) ;

– une extrasystole auriculaire va initier la réentrée en ne s'engageant que dans la voie période réfractaire courte et vitesse de conduction prolongée. Actuellement l'équipe d'Haissaguerre **[32-36]** a montré qu'un nombre probablement important de sujets ayant des fibrillations auriculaires apparemment primitives ont un foyer d'extrasystolie auriculaire qui naît au niveau des veines pulmonaires et dont l'éradication va conduire à la guérison de la fibrillation. D'autres foyers pourraient naître au niveau de l'abouchement des veines caves, de la crista terminalis et du sinus coronaire **[32-37]**. Chez un petit nombre de sujets, c'est un autre trouble du rythme qui initie la réentrée, flutter auriculaire ou tachycardie jonctionnelle ;

– la gâchette qui pérennise le trouble du rythme, en créant des conditions électrophysiologiques favorables à l'établissement de la réentrée est souvent retrouvée : il peut s'agir d'un facteur adrénergique qui entraîne un raccourcissement des périodes réfractaires et des temps de conduction ou d'un facteur vagal qui a des effets inverses et qui en agissant de façon inhomogène à l'étage auriculaire facilite la tachycardie **[32-38]**. Le temps est un facteur majeur qui, par la suite, va participer à l'entretien de la réentrée **[32-39-40]**. Allessie **[32-41-42]** a montré que plus une fibrillation auriculaire durait, plus elle risquait de se pérenniser, la fibrillation auriculaire provoquant un remodelage d'abord ionique (surcharge calcique) puis électrophysiologique (les périodes réfractaires tendant à se raccourcir, les temps de conduction à se prolonger et ceci de façon inhomogène) **[32- 43]** et enfin anatomique de l'oreillette.

La connexine 40, protéine composant les plaques de jonction intermyocytaire auriculaire, jouant un rôle majeur dans l'anisotropie de la conduction, diminuerait avec le temps **[32-44]**.

6. Tachycardie jonctionnelle

Les tachycardies de la jonction auriculoventriculaire sont des tachycardies dont le trajet total ou partiel utilise le nœud de Tawara et/ou le faisceau de His jusqu'à sa bifurcation. Elles sont dues à des tachycardies par réentrée dont au moins une des voies du circuit passe par le nœud auriculoventriculaire. Elles sont paroxystiques dans 90 % des cas et, si l'électrocardiogramme intercritique est normal, la réentrée intranodale représente leur mécanisme essentiel (75 % des cas). Les formes chroniques sont plus rares (10 %) mais sont faciles à documenter par opposition aux formes paroxystiques. Elles ont sensiblement le même mécanisme.

Mécanismes des tachycardies de la jonction auriculoventriculaire

❖ *Phénomène de réentrée ou rythme réciproque*

La majorité de ces tachycardies sont dûes à un phénomène de réentrée ou rythme réciproque.

Une des voies du circuit des réentrées au moins passe par le nœud de Tawara. Suivant les propriétés électrophysiologiques des voies en cause, la tachycardie peut être paroxystique ou chronique.

✓ Tachycardies jonctionnelles paroxystiques :

Ce sont les plus fréquentes.

La tachycardie par réentrée intranodale représente le mécanisme le plus fréquent des tachycardies jonctionnelles paroxystiques survenant chez des sujets dont l'électrocardiogramme (ECG) en rythme sinusal ne montre pas de syndrome de Wolff Parkinson- White, et ceci quel que soit l'âge du patient, très jeune ou très âgé [45-46-47]. L'âge du patient influence seulement la fréquence qui peut être très rapide chez le jeune enfant et qui tend à se ralentir avec l'âge [45-48].

Comme dans tout rythme réciproque, il y a :

– un circuit composé de deux voies ayant des périodes réfractaires et des vitesses de conduction différentes ;

– une extrasystole qui ne peut s'engager que dans la voie de sortie de sa période réfractaire.

✓ Tachycardies jonctionnelles chroniques

Encore appelées incessantes ou permanentes, elles ont un circuit de réentrée de topographie identique aux tachycardies paroxystiques mais qui diffère par la nature et les propriétés électrophysiologiques des voies en cause. La tachycardie peut être dûe à une réentrée intranodale. Il s'agit d'une forme atypique, correspondant à une descente de l'activité auriculaire dans une voie à période réfractaire courte qui est soit une voie rapide, soit une voie lente, et une remontée de l'impulsion par une voie à période réfractaire longue et à conduction toujours lente (tachycardie appelée *fast-slow* ou *slow-slow*) **[45-49]**.

❖ *Tachycardies par automatisme*

Les tachycardies de la jonction auriculoventriculaire peuvent être exceptionnellement dûes à un automatisme naissant dans le faisceau de His. Il s'agit des tachycardies hisiennes **[45-50-51-52]**. Elles peuvent être, soit de nature congénitale, soit acquises.

✓ Congénitales

Les tachycardies hisiennes congénitales représentent 5 % des tachycardies supraventriculaires du jeune enfant. Elles apparaissent souvent durant la vie intra-utérine pour disparaître quelques années après **[45-51]**.

✓ Chez l'adulte

Il s'agit de tachycardies provoquées par des phénomènes aigus, comme une intoxication digitalique ou un phénomène infectieux avec myocardite **[45-50]**.

B. Moyens diagnostics

1. Le diagnostic ne peut être clinique

La symptomatologie fonctionnelle n'a aucune spécificité. Elle dépend de la rapidité du rythme cardiaque, de la durée de la tachycardie et de l'état du myocarde. Ce sont le plus souvent des palpitations, isolées ou associées à un angor, Ou à une poussée d'insuffisance cardiaque.

2. Le diagnostic ne peut être qu'électrocardiographique

L'électrocardiogramme doit être pratiqué avec un appareil enregistrant trois dérivations simultanées, avec de longs tracés pour saisir le début et la fin de la tachycardie.

Lorsque les accès sont très brefs, il faut faire un enregistrement de Holter, parfois poursuivi quelques jours ou utiliser un enregistreur activé au moment des symptômes. Le diagnostic ECG repose sur la mesure de la fréquence atriale et ventriculaire, et dépend du rapport entre ces deux activités et de la régularité de leur rythme.

3. L'exploration électrophysiologique endocavitaire

Effectuée pendant une tachycardie, cette exploration permet de différencier les tachycardies atriales des tachycardies jonctionnelles et des tachycardies ventriculaires (TV), d'après la chronologie relative des oreillettes et des ventricules, et de l'activité hisienne. L'exploration permet d'autre part d'arrêter par stimulation programmée les tachycardies jonctionnelles, flutter ou TV. En l'absence de tachycardie documentée chez un patient se plaignant de palpitations, elles recherchent un substrat arythmogène, en identifiant une voie accessoire, ou déclenche une tachycardie par stimulation programmée. Elles permettent enfin de vérifier l'efficacité d'un traitement anti-arythmique, sans attendre la récidive spontanée de l'arythmie, lorsque cette dernière n'est plus déclenchable [53].

C. Diagnostic étiologique

1. Etiologies de la fibrillation auriculaire, du flutter auriculaire et de la tachysystolie

Toute affection cardiaque susceptible d'avoir un retentissement à l'étage supraventriculaire peut se compliquer d'un trouble du rythme. Les causes les plus fréquentes restent les cardiomyopathies, surtout celles de type hypertrophique très courantes chez le sujet âgé hypertendu ainsi que les formes ischémiques ou dilatées évoluées. Les étiologies valvulaires sont en régression avec la disparition des valvulopathies mitrales rhumatismales.

> **Cardiopathies** : dans la majorité des cas (80%), ces arythmies supraventriculaires sont associées à une cardiopathie sous-jacente, notamment une hypertension artérielle, une maladie coronaire, une cardiomyopathie, une valvulopathie (surtout mitrale), une communication inter auriculaire, et une péricardite. Entre 10 à 30% des patients atteints d'insuffisance cardiaque ont une fibrillation auriculaire.

> **Hyperthyroïdie**

Dans 10 à 15 % des cas, la normalité de l'échographie cardiaque et du bilan thyroïdien permet de retenir le diagnostic de trouble du rythme cardiaque sur cœur sain.

Encore plus rarement, il existe des arguments ECG en faveur d'une origine focale provenant des veines pulmonaires [54].

> **Facteurs génétiques :** une mutation sur le chromosome 10(10q22-24) a été mise en évidence dans certaine forme de fibrillation auriculaire familiale.

> **Infections** : surtout pneumonies

> **Traumatismes** : intervention chirurgicale, intra thoracique (fibrillation postopératoire), traumatisme thoracique [31].

> **Forme idiopathique** : on l'observe dans 0,4% de la population générale, chez 2% des sujets entre 55 et 64 ans, 5% des sujets au dessus de 65 ans et 10% après 75 ans.

> **Forme familiale** : liée à une mutation du gène KCNQ1 (locus 11p15.5) qui modifie le canal potassique et l'excitabilité des myocytes.

3. Etiologie des tachycardies jonctionnelles paroxystiques ou chroniques

Sont classiquement des tachycardies qui surviennent sur cœur sain, ce qui explique leur pronostic généralement favorable. En cas de syndrome de Wolff-Parkinson-White en rapport avec une préexcitation droite (Wolff-Parkinson-White de type B), il est utile de vérifier l'absence de cardiopathie congénitale associée, comme une maladie d'Ebstein. En cas de signes fonctionnels de mauvaise tolérance, il est également souhaitable de vérifier qu'il n'y ait pas de cardiopathie sous-jacente. Des facteurs favorisants de la survenue des crises peuvent être recherchés. Classiquement, le facteur catécholergique facilite l'ensemble des troubles du rythme.

La survenue au cours d'une activité sportive a pu être rapportée **[45-55]**.

Il s'agit d'un trouble du rythme relativement rare dans ces conditions.

La grossesse peut être également un élément favorisant des tachycardies jonctionnelles. Il est rare qu'une première crise survienne lors d'une grossesse (3,9 % des cas) **[45-56]**, mais en revanche, la grossesse est un facteur aggravant de crises de tachycardies qui existaient préalablement **[45]**.

D. Complications des troubles du rythme au cours de l'insuffisance cardiaque

Divers incidents évolutifs peuvent compliquer l'insuffisance cardiaque :

- Thrombose auriculaire ou ventriculaire gauche avec embolie systémique ;
- Thrombose des membres inférieurs favorisée par l'alitement à l'origine d'embolie pulmonaire ;
- Le passage en arythmie complète par fibrillation auriculaire aggrave souvent l'insuffisance cardiaque et peut entraîner des embolies systémiques.
- Evolution vers certains troubles du rythme graves : Tachycardie et fibrillation ventriculaires **[53]**.

IV. MATERIEL ET METHODES

1. Cadre du travail

L'étude s'est déroulée dans l'unité « A » du département de cardiologie du centre hospitalier universitaire du Point G.

1.1. Description du cadre d'étude

Le CHU du Point G est situé en commune III du District de Bamako sur une colline, à l'Est de la faculté de Médecine de Pharmacie et d'Odontostomatologie (FMPOS). Il est au troisième niveau de référence de la pyramide sanitaire. Vaste par sa superficie, il englobe un bloc administratif, un service des urgences (médicales et chirurgicales), un département de cardiologie composé de deux unités : (A et B), deux services de chirurgie (A et B), un service de réanimation, d'urologie, de gynéco-obstétrique, de médecine, d'hématologie, de pneumologie, de psychiatrie, de neurologie, de néphrologie, d'infectiologie, de rhumatologie, d'imagerie médicale, d'anatomopathologie, un laboratoire d'analyses biomédicales, une pharmacie, un service de maintenance, la cantine des travailleurs et une morgue.

1.2. Description et fonctionnement de l'unité « A » du département de cardiologie

L'unité « A » du département de cardiologie est située au centre de l'hôpital. Elle est dotée d'une salle de consultation, 22 lits d'hospitalisation répartis entre sept salles (quatre salles première catégorie, deux salles pour les hommes et deux autres pour les femmes), une salle d'ECG, une salle d'écho Doppler cardiaque, un bureau du major, une salle des infirmières, une salle des manœuvres, une salle de conférence, un bureau des faisant fonctions d'internes et des bureaux repartis entre les médecins cardiologues complètent la structure.

Le personnel comprend :

- Un Professeur en cardiologie qui est le chef du département de cardiologie,
- Deux Maîtres Assistants en cardiologie,
- 1 médecin spécialiste des pathologies cardio-vasculaires,
- Des médecins en spécialisation en cardiologie
- Des étudiants faisant fonctions d'internes
- Un infirmier +5 infirmières.
- une secrétaire
- Trois manœuvres

Les consultations sont effectuées les lundi, mercredi et jeudi.

La visite générale auprès des malades hospitalisés se fait deux fois par semaine par le chef de service et les médecins cardiologues.

L'ECG est réalisé tous les jours et l'échographie cardiaque tous les jours sauf le mercredi par les médecins cardiologues.

Une équipe de garde assure la permanence auprès des malades hospitalisés en dehors des heures habituelles de travail. Le staff de cardiologie est organisé chaque jeudi à 9H00 pour l'étude des dossiers complexes et la formation des étudiants.

La prise en charge des insuffisances cardiaques se fait avec satisfaction, mais le niveau du plateau technique ne permet pas une prise en charge optimale.

2. Type d'étude

Rétro et prospective basée sur les dossiers de patients hospitalisés.

3. Type de matériel

Nous avons colligé tous les dossiers de patients âgés de 60 ans et plus, hospitalisés pour insuffisance cardiaque avec un trouble du rythme supraventriculaire soutenu, documenté dans l'unité "A" du département de cardiologie durant la période d'étude.

4. Période d'étude : l'étude s'est déroulée sur une période allant de janvier 2008 à août 2010.

5. Mode de recrutement : Aléatoire

a. Critères d'inclusion

Etait inclus dans notre étude, tout patient âgé de 60 ans et plus, ayant été hospitalisé dans l'unité, durant la période d'étude pour insuffisance cardiaque avec un trouble du rythme supraventriculaire soutenu, documenté par un électrocardiogramme. Le patient est retenu quelle que soit son sexe et sa provenance.

b. Critères de non inclusion

Etait non inclus dans notre étude, tout patient hospitalisé ou non dans l'unité durant la période d'étude et ne répondant pas aux critères ci-dessus.

6. Echantillonnage

L'étude étant rétro et prospective, nous avons sélectionné tous les dossiers des patients, disponibles répondant aux critères d'inclusion pendant la période d'étude.

7. Méthode de collecte et de sauvegarde des données

Les données ont été collectées sur une fiche d'enquête, analysées avec un logiciel SPSS 17.0 et saisies sur Word 2007.

8. Ethique

Etant donné que l'étude était rétro et prospective à partir des dossiers de patients hospitalisés. Nous n'avons pas rencontré de problème éthique particulier ; cependant nous avons tenu à préserver l'anonymat et la confidentialité des résultats.

V. RESULTATS

Place de l'insuffisance cardiaque du sujet âgé dans l'unité « A » du département de cardiologie

De janvier 2008 à août 2010 dans l'unité « A » du département de cardiologie, 166 sujets âgés atteints d'IC ont été recrutés parmi 913 malades hospitalisés soit une prévalence de 18,2 %.

Tableau I : Fréquence de l'insuffisance cardiaque du sujet âgé avec trouble du rythme supraventriculaire

IC du sujet âgé	N	%
Sans TDR supraventriculaire	129	77,7
Avec TDR supraventriculaire	**37**	**22,3**
Total	**166**	**100,0**

Sur 166 patients âgés de 60 ans et plus, hospitalisés pour insuffisance cardiaque, 37 patients avaient un trouble du rythme supraventriculaire soit 22,3 % des cas.

Répartition des patients selon le sexe :

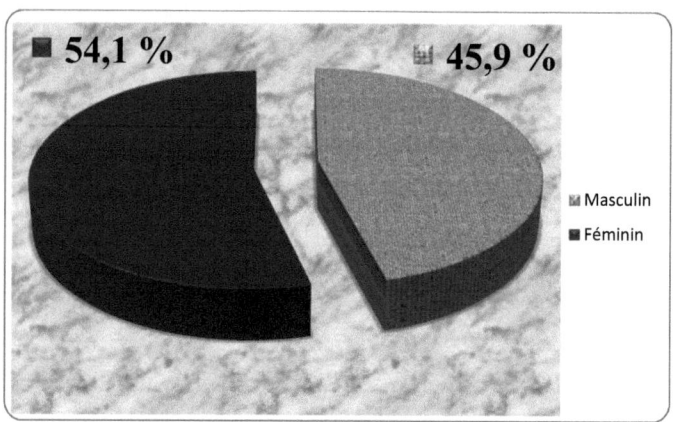

Le sexe féminin était le plus représenté dans 54,1 % des cas, soit un ratio = 0,8.

Tableau II : Répartition des patients selon la tranche d'âge

Tranche d'âge (ans)	N	%
[60-75]	25	67,6
[76-85]	9	24,3
[86 et plus [	3	8,1
Total	**37**	**100,0**

La tranche d'âge la plus touchée était celle de 60 à 75 ans soit 67,6 % des cas.

Tableau III : Répartition des patients selon les antécédents médicaux

Antécédents médicaux	N	%
HTA	14	37,8
Insuffisance cardiaque	9	24,3
Diabète	4	10,8
Asthme	2	5,4
Goitre	2	5,4
Aucun	18	48,6

L'HTA était la plus fréquente des antécédents médicaux retrouvés soit 37,8 %.

Tableau IV : Répartition des patients selon les facteurs de risque cardiovasculaire

Facteurs de risque cardiovasculaire	N	%
HTA	14	37,8
Tabagisme	12	32,5
Diabète	4	10,8
Obésité	3	8,1
Autres	5	13,5

Autres : Alcool (n= 1, soit 2,7 %), cola (n=2 soit 5,4 %), thé (n = 2, soit 5,4 %)

L'HTA était le facteur de risque cardiovasculaire le plus fréquent dans 37,8 % des cas, suivie du tabagisme à 32,5 %.

Tableau V : Répartition des patients selon les signes fonctionnels

Signes fonctionnels	N	%
Dyspnée d'effort+orthopnée	**31**	**83,7**
Toux	23	62,1
Palpitations	11	29,7
Douleur thoracique	9	24,3
Hépatalgie d'effort	1	2,7

La dyspnée d'effort et l'orthopnée étaient les signes fonctionnels les plus fréquents soit 83,7 % des cas.

Tableau VI : Répartition des patients selon les signes physiques

Signes physiques	N	%
Tachycardie	**29**	**78,4**
Crépitants pulmonaires	**27**	**72,9**
TVJ	23	62,1
OMI	23	62,1
Hépatomégalie	21	56,7
RHJ	21	56,7
Souffle systolique d'IM	20	54,0
Fréquence cardiaque Normale	8	21,6
B3	7	18,9
Souffle diastolique d'IAO	1	2,7
Galop de sommation	1	2,7

La tachycardie était le signe physique le plus fréquent dans 78,4 % des cas, suivie des crépitants pulmonaires dans 72,9 % des cas.

Tableau VII : Répartition des patients selon les résultats de la radiographie thoracique de face

Radiographie thorax de face	N	%
cardiomégalie	30	81,0
Syndrome alvéolo-interstitiel	27	72,9
HTAP	21	56,7
Autres	14	37,8

Autres : ectasie auriculaire, pleurésie, pneumopathie, dédoublement des contours cardiaques.

La cardiomégalie était l'anomalie radiologique la plus fréquente soit 81,0 % des cas.

Tableau VIII : Répartition des patients selon les anomalies électrocardiographiques

ECG	N	%
Troubles du rythme	37	100,0
HVG	32	86,5
Troubles de repolarisation	31	83,7
HAG	16	43,2
HVD	6	16,2
HAD	6	16,2
Onde Q de nécrose	5	13,5
Troubles de conduction	5	13,5

En dehors des troubles du rythme cardiaque retrouvés chez tous les patients, l'hypertrophie ventriculaire gauche (HVG) était l'anomalie électrique la plus fréquente soit 86,5 % des cas.

Tableau IX : Répartition des patients selon les différents types de troubles du rythme supraventriculaire à l'ECG

Troubles du rythme	N	%
AC/FA	32	86,5
Tachysystolie	3	8,1
Fibrillo-flutter	1	2,7
Tachycardie jonctionnelle	1	2,7
Total	**37**	**100,0**

L'arythmie complète par fibrillation auriculaire (AC/FA) était le trouble du rythme cardiaque supraventriculaire le plus fréquent à l'ECG soit 86,5 %.

Tableau X : Répartition des patients selon les résultats de l'échographie Doppler cardiaque

Echographie Doppler du cœur	N	%
Fonction systolique Altérée	27	72,9
Dilatation du VG	23	62,1
IM	22	59,4
Dilatation de l'OG	16	43,2
Fonction systolique bonne	10	27,1
Hypertrophie pariétale	9	24,3
Dilatation du VD	6	16,2
Dilatation de l'OD	6	16,2
Akinésie segmentaire	4	10,8
RM	4	10,8
Hypokinésie segmentaire	1	2,7

La fonction systolique était altérée dans 72,9 % des cas, suivie de la dilatation du VG à 62,1 %.

Tableau XI : Répartition des patients selon la cardiomyopathie sous jacente

Cardiomyopathie sous jacente	N	%
Cardiomyopathie hypertensive	14	37,8
Cardiomyopathie dilatée primitive	12	32,5
Cardiomyopathie ischémique	5	13,5
Valvulopathie	4	10,8
Cardiomyopathie hypertrophique non hypertensive	2	5,4
Total	37	100,0

La cardiomyopathie hypertensive était la plus fréquente, dans 37,8 % des cas, suivie de la cardiomyopathie dilatée primitive à 32,5 %.

Tableau XII : Répartition des patients selon leur évolution en hospitalisation

Evolution	N	%
Bonne	31	83,8
Décès	6	16,2
Total	37	100,0

L'évolution des patients était bonne dans 83,8 % des cas contre 16,2 % de décès.

Tableau XIII : Répartition des patients selon le nombre de jours d'hospitalisation

Temps d'hospitalisation	N	%
<ou=10 jrs	24	64,9
11-20 jrs	8	21,6
21-30 jrs	4	10,8
Non précisé	1	2,7
Total	37	100,0

La durée d'hospitalisation était inférieure à 11 jours.

Tableau XIV : Répartition de l'AC/FA selon les cardiomyopathies sous jacentes

Cardiomyopathies sous jacentes	AC/FA				Total	
	OUI		NON			
	N	%	N	%	N	%
CM hypertensive	13	35,1	1	2,7	14	37,8
CM dilatée primitive	11	29,8	1	2,7	12	32,5
CM ischémique	2	5,4	3	8,1	5	13,5
Valvulopathie	4	10,8	0	0	4	10,8
CM hypertrophique non hypertensive	2	5,4	0	0	2	5,4
Total	32	86,5	5	13,5	37	100

Khi-deux = 10,94, P = 0,027 Résultat statistiquement significatif

L'AC/FA était présente chez tous les patients ayant la valvulopathie et la cardiomyopathie hypertrophique non hypertensive pour cardiomyopathies sous jacentes (p < 0,05).

Tableau XV : Répartition selon la tranche d'âge et les troubles du rythme supraventriculaire

Troubles du rythme	Tranche d'âge (ans)						Total	
	[60-75]		[76-85]		[86 et plus [			
	N	%	N	%	N	%	N	%
AC/FA	23	62,2	6	16,2	3	8,1	32	86,5
Tachysystolie	2	5,4	1	2,7	0	0	3	8,1
Fibrillo-flutter	0	0	1	2,7	0	0	1	2,7
Tachycardie jonctionnelle	0	0	1	2,7	0	0	1	2,7
Total	**25**	**67,6**	9	24,3	3	8,1	37	100

Khi-deux = 7,126   P = 0,309   Résultat non statistiquement significatif

La tranche d'âge la plus touchée par les troubles du rythme supraventriculaire était celle de [60 à 75 ans] soit 67,6 % des cas, avec P = 0,309 (p >0,05).

Tableau XVI : Répartition selon les troubles du rythme cardiaque supraventriculaires sauf l'AC/FA et les cardiomyopathies sous-jacentes

Troubles du rythme	Diagnostic étiologique								Total	
	CM hypertensive		CM ischémique		CM dilatée		Valvulo-pathie			
	N	%	N	%	N	%	N	%	N	%
Tachysystolie	1	2,7	2	5,4	0	0,0	0	0	3	8,1
Fibrillo-flutter	0	0,0	0	0,0	1	2,7	0	0	1	2,7
Tachycardie jonctionnelle	0	0,0	1	2,7	0	0,0	0	0	1	2,7
Total	1	2,7	3	8,1	1	2,7	0	0	5	13,5

Khi-deux = 17,71   P = 0,125   Résultat non statistiquement significatif

La tachysystolie était associée à la cardiomyopathie ischémique dans 5,4 % des cas au cours de l'IC du sujet âgé associée à un trouble du rythme supraventriculaire, avec $P = 0,125$ ($P > 0,05$)

VI. COMMENTAIRES ET DISCUSSIONS

Il s'agissait d'une étude rétro et prospective allant de Janvier 2008 à août 2010. Durant cette période, sur 166 patients âgés de 60 ans et plus, hospitalisés pour insuffisance cardiaque, 37 patients présentaient une insuffisance cardiaque associée à un trouble du rythme supraventriculaire soit 22,3 %. Notre objectif principal est d'établir la fréquence relative des troubles du rythme supraventriculaire au cours de l'insuffisance cardiaque chez le sujet âgé et de voir la place qu'ils occupent dans cette pathologie dans l'unité « A » du département de cardiologie du CHU du Point G. L'échantillon comprenait 37 dossiers de patients âgés de 60 ans et plus, hospitalisés dans l'unité « A » du département de cardiologie pour insuffisance cardiaque associée à un trouble du rythme soutenu supraventriculaire. Nous les avons étudiés en analysant certains aspects sociodémographiques, cliniques, paracliniques et évolutifs.

1. Limites et difficultés de l'étude

La principale limite de notre étude était imputable aux manques de données dans les dossiers médicaux.

Les principales difficultés rencontrées, étaient les tracées d'électrocardiogramme à peine visible et les résultats de certains examens complémentaires recopiés partiellement.

2. Aspects épidémiologiques

2.1. *Les aspects sociodémographiques*

❖ Le sexe

La prédominance féminine était retrouvée dans **54,1 %** des cas contre 45,9 % d'hommes. Le *sex-ratio* = **0,8**.

Cette prédominance féminine a été retrouvée par **Ikama [60]** dans 56,1 % des cas soit un sex-ratio = 0,78.

❖ L'âge

L'âge moyen était de **72,5 ± 6,9 ans** avec des extrêmes de 60 et 96 ans.
Ikama trouvait un âge moyen de 70,4 ± 6,2 ans avec des extrêmes de 60 et 100 ans.

2.3. Les aspects cliniques

❖ Les antécédents médicaux

Le principal antécédent personnel était l'HTA dans **37,8 %** des cas, suivie de l'insuffisance cardiaque à **24,3 %**.

Traoré [30] trouvait 36,5 % pour l'HTA et 23,17 % pour l'IC, la même tendance a été observée par **Baldé [58]** soit 35,5 % pour l'HTA et 25,5 % pour l'IC.

❖ Les facteurs de risque cardiovasculaire

Outre l'âge, l'HTA était le facteur de risque cardiovasculaire le plus fréquent dans **37,8 %** des cas suivie du tabagisme à **32,5 %**.

Traoré trouvait 36,5 % pour l'HTA et 20,73 % pour le tabagisme, tandis que **Di Bernardo [59]** observait 55,0 % pour l'HTA.

Dans la littérature le tabagisme est devenu un facteur de risque moins important avec l'âge et son influence a disparu chez l'homme du groupe de 65-74 ans dans l'étude de Goteboy [61]. La fréquence de cardiopathie ischémique était la même chez les fumeurs et les non fumeurs, par contre chez Cook County [7] les fumeurs de 65-74 ans courent un risque de mortalité qui était de 52 %, plus élevé que chez le non fumeur.

❖ Les signes fonctionnels

Les signes fonctionnels par ordre de fréquence étaient :
La dyspnée d'effort associée à l'orthopnée **(83,7 %)** et la toux **(62,1 %)**.
Abderrhamane [57] trouvait la dyspnée sévère au stade IV de l'IC dans 85 % des cas et la toux à 65,3 %.

Cet état peut s'expliquer par l'association fréquente chez le sujet âgé, de pathologie pulmonaire à la pathologie cardiaque.

❖ Les signes physiques

La tachycardie était fréquente dans **78,4 %** des cas, suivie des râles crépitants pulmonaires à **72,9 %**.

Abderrhamane trouvait 78,8 % pour la tachycardie et 61,7 % pour les crépitants, tandis que **Di Bernardo** trouvait une prédominance de râles crépitants dans 85,0 % des cas.

Nous ne pouvons pas vraiment expliquer cette différence. Nous pouvons suggérer qu'ils sont favorisés par un certain degré de subjectivité. Par exemple l'auscultation pulmonaire doit être réalisée après avoir fait tousser le patient.

3.4. Les aspects paracliniques
❖ L'électrocardiogramme

Le trouble électrique le plus fréquent était l'HVG soit **86,4 %** des cas, en dehors des troubles du rythme cardiaque supraventriculaire que présentaient tous nos cas. **Abderrhamane** décrivait une fréquence élevée d'HVG (74,61%) au cours de l'insuffisance cardiaque du sujet âgé.

❖ Les troubles du rythme supraventriculaire à l'électrocardiogramme

Les troubles du rythme supraventriculaire étaient présents chez tous nos patients, dont **86,5 %** de fibrillation auriculaire et **8,1 %** de tachysystolie auriculaire. **Ikama** observait, une fibrillation auriculaire à 39,51 % et une tachysystolie auriculaire à 6,17 %.

❖ La radiographie thoracique de face

On notait une nette prédominance de la cardiomégalie dans **81,0 %** des cas. **Abderrhamane** trouvait 99,2 % pour la cardiomégalie.

Cette fréquence élevée de la cardiomégalie à la radiographie pourrait s'expliquer par le fait que, la cardiomégalie est la première complication des cardiomyopathies et par le retard de la prise en charge des malades.

❖ **L'échographie Doppler cardiaque**

La fonction systolique altérée était l'anomalie échographique la plus fréquente, avec **72,9 %** des cas, contre une bonne fonction systolique dans **27,1 %** des cas. La dilatation du VG était retrouvée chez 23 patients soit **62,1 %** des cas.

Ikama trouvait une dysfonction systolique dans 47,2 % des cas et une dysfonction diastolique dans 42,1 % des cas, après avoir évalué la fonction ventriculaire gauche chez 89,3 % de ses patients. **Abderrhamane** par contre observait une fréquence élevée de la dilatation du VG à 63,93 % suivie d'une fonction systolique altérée à 27,86 %.

Cette fréquence élevée de l'altération de la fonction systolique, pourrait s'expliquer par le fait qu'un trouble du rythme cardiaque supraventriculaire rapide peut conduire à une altération transitoire de la FEVGs.

2.5. *Les cardiomyopathies sous jacentes*

Les principales cardiomyopathies sous jacentes étaient, la cardiomyopathie hypertensive dans **37,8 %** des cas, la cardiomyopathie dilatée dans **32,5 %** des cas, la cardiomyopathie ischémique dans **13,5 %** des cas et les valvulopathies qui représentaient **10,8 %** des cas.

Ikama trouvait une fréquence élevée de la cardiopathie hypertensive dans 34,5 % des cas, suivie de l'ischémique dans 25,6 % des cas et de la dilatée dans 7,6 % des cas.

Ces résultats sont en accord avec la littérature, car si dans le passé, les valvulopathies dominaient, elles sont actuellement en régression à cause de la disparition progressive des valvulopathies mitrales rhumatismales. Les plus fréquentes restent les cardiomyopathies, surtout celles de type hypertrophique très courantes chez le sujet âgé hypertendu, ainsi que les formes ischémiques ou dilatées évoluées [54].

2.6. L'évolution hospitalière

L'évolution était majoritairement favorable soit **83,8 %** des cas.

Elle était de 79,8% chez **Ikama** et de 82,8 % chez **Abderrhamane**.

Tandis que la mortalité était de **16,2 %**.

Ikama trouvait une mortalité de 20,2 % tandis que **Abderrhamane** la trouvait à 7,7 %.

Cette létalité hospitalière non négligeable rapportée, reflète la gravité de la pathologie à cet âge.

2.7. Durée d'hospitalisation

La durée moyenne de séjour hospitalier était de **10,3 jours**.

Cette durée était de 11,86 jours chez **Abderrhamane** et de 17 jours chez **Ikama**.

CONCLUSION

L'insuffisance cardiaque est fréquente chez le sujet âgé et demeure grave dans cette population particulièrement vulnérable. Elle est caractérisée, dans notre contexte, par des formes sévères, telle que la forme associée à un trouble du rythme cardiaque supraventriculaire. Les différents troubles du rythme supraventriculaire, principalement l'AC/FA, induites par les cardiomyopathies telles qu'hypertensive, dilatée ou ischémique, ou par les valvulopathies, décompensent l'insuffisance cardiaque en formes évoluées, attestées par le tableau clinique à l'admission et par l'importante mortalité hospitalière observée.

Du fait de l'absence de moyens thérapeutiques modernes et des difficultés inhérentes à la prise en charge au long cours de cette forme d'insuffisance cardiaque du sujet âgé, un accent particulier devrait être mis sur la prévention et le dépistage précoce du fléau que représentent l'hypertension artérielle et les autres facteurs de risque qui lui sont associés.

Insuffisance cardiaque et trouble du rythme supraventriculaire chez le sujet âgé.

RECOMMANDATIONS

A l'issue de cette étude nous recommandons :

Aux autorités :
- Elaborer une politique nationale de lutte contre l'HTA et les maladies cardiovasculaires,
- Créer des services de gériatrie dans les hôpitaux et former des gériatres
- Equiper les hôpitaux et centre de santé de référence, de matériels d'électrocardiographie et d'échocardiographie afin d'obtenir un diagnostic rapide pour une prise en charge meilleure, si non subventionner les examens paracliniques dans les établissements privés de santé,
- Subventionner les médicaments utilisés dans le traitement de l'insuffisance cardiaque,
- Promouvoir les génériques de qualité

Aux agents socio-sanitaires :
- prévenir et faire la prise en charge des facteurs de risque associés aux pathologies cardiovasculaires chez le sujet âgé,
- sensibiliser les patients pour une meilleure compréhension de leur maladie,
- une bonne collaboration entre les spécialistes et les médecins généralistes,
- orienter les patients vers les services spécialisés,
- bien tenir les dossiers en recopiant les examens complémentaires.

Aux malades :
- nécessité de consultation périodique et régulière,
- meilleure adhésion au traitement médical et mesures hygiéno-diététiques,
- Bilan de santé chaque 6 mois.

Aux proches des malades
- soutien psychologique aux malades.

REFERENCES BIBLIOGRAPHIQUES

[1] Letac B

Pathologie cardiovasculaire : connaissance de base pour la pratique quotidienne.

2eme Edition Ellipses (Montréal); 1994; 121-148; 224-253

[2] Bourdarias J-P, Cacoub P, Bierling Ph

Pathologie cardiaque et vasculaire : Hémostase et thrombose.

Médecine-Sciences /Flammarion (Paris); 138-155; 291-305;

[3] Kannel WB, Belanger AT.

Epidemiology of heart failure.

Am Heart J, 1991, 121:951-957.

[4] Mayosi BM

Contemporary trends in the epidemiology and management of cardiomyopathy and pericarditis in sub-saharan Africa.

Heart 2007;93:1176-83

[5] Bertrand E, Muna WF, Diouf SM

Urgences cardiovasculaires en Afrique subsaharienne.

Arch Mal Cœur Vaiss 2006 ; 99 :1159-65.

[6] Dialla M.

La cardiomyopathie hypertensive dans le service de cardiologie du CHU Gabriel Tourc.

Thèse Méd, Bamako 2010 ; N°66

[7] Grosgogeat Y, Luxereau P, Facquet J.

Les myocardiopathies primitives non obstructives : schéma clinique et enquête cardiologique.

Rev Prat 1970; 20, 2:153-166.

[8] Bertonl C T, Bistaffar.

L'infarto-del miocardio nell eta senil.

Progresso-medico 1960; 16: 393.

[9] Cassou B

Mesurer la qualité de vie dans le grand âge.

Le Concours Médical 2000 ; 38 : 32-33.

[10] Rhaly AG. , Diallo A., Traore A K., Cisse A., Konate M., Traore G et al.

Etude comparative de l'état sanitaire et la situation socio-économique des personnes âgées en milieu urbain et en milieu rural.

Bamako: MSPAS, 1989.

[11] Deparis M, Guedon J.

L'électrocardiogramme du sujet âgé de 90 ans.

Sem Hop, Paris, 1960, 36: 25-45.

[12] Pousset F, Isnard R et Komajda M.

Insuffisance cardiaque : aspects épidémiologiques, cliniques et pronostiques.

Encycl Méd Chir (Editions Scientifiques et Médicales Elsevier SAS, Paris, tous droits réservés), Cardiologie, 11-036-G-20, 2003, 17 p.

[13] Jondeau G et Geslin Ph
Insuffisance cardiaque chronique.
Polycopié National des Enseignements de cardiologie / 2002-2003

[14] Cohen-Solal A.
Guide pratique de l'insuffisance cardiaque.
Collection Méd. guides, 2e édition 2006, 132p.

[15] Andre-Fouet X, Ginon I, Thivolet S.
Diagnostic de l'insuffisance cardiaque systolique.
Rev Prat. 2002 Oct 1; 52(15): 1644-9.

[16] Lien CT, Gillespie ND, Struthers AD, McMurdo ME.
Heart failure in frail elderly patients: diagnostic difficulties, co-morbidities, polypharmacy and treatment dilemmas.
Eur J Heart Fail 2002; 4: 91-8.

[17] Duc P, Cohen-Solal A, Legrain S, Aumont MC.
Insuffisance cardiaque du sujet âgé.
Ann Cardiol Angeiol (Paris) 2001; 50(7-8): 426-33.

[18] Thomas D
Cardiologie.
Ellipses, AUPELF/UREF 1994: 135-158.

[19] Appleton C P, Hatle L K, Popp R L.

Relation of transmiral flow velocity patterns left ventricular diastolic function: new insight from a combined hemodynamic and Doppler echocardiographic study.

J Am Coll cardiol 1988; 12: 426-40.

[20] Cockcroft DW, Gault MH.

Prediction of creatinine clearance from serum creatinine.

Nephron 1976; 16:31-41.

[21] Maisel AS, Krishnaswamy P, Nowak RM et al.

Breathing Not Properly Multinational Study Investigators. Rapid measurement of B-type natriuretic peptide in the emergency diagnosis of heart failure.

N Engl J Med 2002; 347: 161-7.

[22] Bareiss P, Facello A, Constantinesco A et al.

Alteration in left ventricular diastolic function in chronic ischemic heart failure. Assessment by radionuclide angiography.

Circulation 1990; 81: 71-7.

[23] Ho KK, Pinsky JL, Kannel WB, Levy D.

The epidemiology of heart failure: the Framingham study.

J Am Coll, Cardiol 1993; 22:6A-13A

[24] Cowie MR, Wood DA, Coats AJ et al.

Incidence and aetiology of heart failure; a population-based study.

Eur Heart J 1999; 20: 421-8

[25] Rich MW.

Epidemiology, pathophysiology, and atiology of congestive heart failure in older adults.

J Am Geriatr Soc 1997; 45: 968-74.

[26] Isnard R, Komajda M.

Insuffisance cardiaque. Aspects épidémiologiques, cliniques et pronostiques.

Encycl Med Chir (Elsevier, Paris).

Cardiologie 2003; 11-036-G-20. 17p

[27] Touboul P, Lekieffre J, Fontaine G, Leclercq JF

Les troubles du rythme cardiaque. Acquisitions actuelles.

Groupe de Rythmologie de la Société Française de Cardiologie.

(Maloine, Paris), 1993 ; 118-121

[28] Ho KK, Pinsky JL, Kannel WB, Levy D.

The epidemiology of heart failure: the Framingham Study.

J Am Coll Cardiol 1993 ; 22 (suppl A) : 6A-13A

[29] Vasan RS, Larson M, Benjamin E, Evans J, Reiss C, Levy D.

Congestive heart failure in subjects with normal versus reduced left ventricular ejection fraction.

J Am Coll Cardiol 1999 ; 33 : 1948-1955

[30] Traoré A Y

Troubles du rythme cardiaque au cours de l'insuffisance cardiaque à l'hôpital Gabriel Touré et à l'hôpital du point G

Thèse de médecine, Bamako, FMPOS ;2008 ; N° 89 ; 49p.

[31] Fattorusso V, Ritter O.

Vademecum clinique - Du diagnostic au traitement

17ème Edition Masson – 2004. P 1562.

[32] Brembilla-Perrot B.

Fibrillation auriculaire.

Encycl Méd Chir (Editions Scientifiques et Médicales Elsevier SAS, Paris, tous droits réservés), Cardiologie, 11034-A-10, 2002, 11 p.

[33] Hashiba K, Centurion OA, Shimizu A.

Electrophysiologic characteristics of human atrial muscle in paroxysmal atrial fibrillation.

Am Heart J 1996 ; 131 : 778-789

[34] LeHeuzey JY, Copie X, Henry P.

Mécanismes de la fibrillation auriculaire, acquisitions récentes.

Arch Mal Cœur 1994; 87: 41-45

[35] Ramdat Misier AR, OpthofT, VanHemal NM.

Increased dispersion of "refractoniness" in patients with idiopathic paroxysmal atrial fibrillation.

J Am Coll Cardiol 1992; 10: 1531-1535

[36] Haissaguerre M, Jais P, Shah DC, Takahashi A, Hocini M, Quiniou G et al.

Spontaneous initiation of atrial fibrillation by ectopics beats originating in the pulmonary veins.

N Engl J Med 1998; 339: 659-666

[37] Lu TM, Tai CT, Hsich MH.

Electrophysiologic characteristics in initiation of paroxysmal atrial fibrillation from a focalarea.

J AmColl Cardiol 2001 ; 37 : 1658-1664

[38] Coumel P.

Fibrillation auriculaire paroxystique. Le rôle du système nerveux autonome. *Arch Mal Coeur* 1994 ; 87 : 55-62

[39] Piot O, Paziaud D, Diglos S, Copie X, Lavergne T, Guire L et al. Remodelage électrophysiologique induit par la fibrillation atriale. Curiosité expérimentale ou déterminant majeur de la fibrillation atriale chez l'homme ? *Arch Mal Coeur* 2000; 93: 841-848

[40] Sparks PB, Jayaprakash S, Vohra J, Kalman JM.

Electrical remodeling of the atria associated with paroxysmal and chronic atrial flutter.

Circulation 2000; 102: 1807-1813

[41] Allesie MA, Boyden PA, Camm AJ, Kleber AG, Lab MJ, Legato MJ et al. Pathophysiology and prevention of atrial fibrillation.

Circulation 2001; 103: 764-777

[42] WijffelsMC, Kirchhof CJ, Dorland R, Allesie MA.

Atrial fibrillation begets atrial fibrillation. A study in awake chronically instrumented goats.

Circulation 1995; 92: 1454-1468

[43] Fynns P, Todd DM, Hobbs WJ, Armstrong KL, Garratt CJ.
Role of dispersion of atrial refractoriness in the recurrence of clinical atrial fibrillation. A manifestation of atrial electrical remodelling in humans?
Eur Heart J 2001; 22:1822-1834

[44] Dupont E, Ko YS, Rothery S, Coppen SR, Baghai M, HawM et al.
The gap-junctional prote in connexion 40 is elevated in patients susceptible to postoperative atrial fibrillation.
Circulation 2001; 103: 842-849

[45] Brembilla-Perrot B.
Tachycardie de la jonction auriculoventriculaire.
Encycl Méd Chir (Encyclopédie Scientifique et Médicale Elsevier SAS, Paris, tous droits réservés), Cardiologie, 11-033-C-10, 2001, 9 p.

[46] Brembilla-Perrot B, Houriez P, Beurrier D, Claudon O, Terrier de la Chaise A, Louis P et al. Tachycardies jonctionnelles paroxystiques et ECG inter-critique normal. Leur mécanisme est-il influencé par l'âge d'exploration du patient ?
Ann Cardiol Angéiol 2000 ; 49 : 385-389

[47] Chen SA, Chiang CE, Yang CJ, Cheng CC, Wu TJ, Wang SP et al. Accessory pathway and atrioventricular nodo reentrant tachycardia in elderly patients: clinical features, electrophysiologic characteristics and results of radiofrequency ablation.
J AmColl Cardiol 1994; 23: 702-708

[48] Wu TJ, Chen SA, Chiang CE, Yang CJ, Cheng CC, Wang SP et al.
Clinical features and electrophysiologic characteristics of accessory atrioventricular pathways and atrioventricular nodal reentrant tachycardia comparative study between young and elderly patients.
Am Heart J 1993; 126: 1341-1348

[49] Hwang, Martin DJ, Goodman JS, Gang ES, Mandel WJ, Swerdlow D et al.
Atypical atrioventricular node reciprocating tachycardia masquerading as tachycardia using a left-sided accessory pathways.
J AmColl Cardiol 1997; 30: 211-225

[50] Chapelet-Letourneux A, Fischer B, Haissaguerre M, Fontaliran
F, Borfiga JF, Gower JP et al.
Tachycardie jonctionnelle focale de l'adulte. Confrontation anatomoélectrophysiologique à propos d'un cas.
Arch Mal Cœur 1992; 85: 1347-1351]

[51] Coumel PH, Fidelle J, Attuel P, Brechenmacher C, Batisse A,
Bretagne J et al.
Tachycardies focales hisiennes congénitales (étude coopérative de sept cas). Arch Mal Coeur 1976; 69: 899-904

[52] Gillette PC, Garson A, Porter C, Ott D, McVey P, Zinner A et al. Junctional automatic ectopic tachycardia; new proposed treatement by transcatheter His bundle ablation.
Am Heart J 1983; 106: 619-623

[53] THOMAS
Cardiologie - Collection Universités Francophones
Edition Ellipses AUPELF/ UREF, 2002 .P 123.

[54] J. Horvilleur, J. Lacotte
Troubles du rythme cardiaque.
Encycl Méd Chir (Encyclopédie Médico-Chirurgicale Elsevier SAS, Paris, tous droits réservés), Cardiologie 24-112-C-10, 2004, 16p.

[55] Brugada P, Brugada J, Mont L, Sweets J, Andries EW.
A new approach to the differential diagnosis of a regular tachycardia with a wide QRS complex.
Circulation 1991 ; 83 : 1649-1659

[56] Lee SH, Chen SA,WuTJ, Chiang CE, Cheng CC, Tai CI et al.
Effects of pregnancy of first onset and symptoms of paroxysmal supraventricular tachycardia.
Am J Cardiol 1995; 76: 675-678

[57] Ould Abderrahmane M L
L'insuffisance cardiaque du sujet âgé dans le service de cardiologie A de l'hôpital du Point G : Epidémiologie, Physiopathologie, Clinique, Paraclinique à propos de 400 cas.
Thèse Med, Bamako 2004. P : 30-48, N° 41.

[58] Baldé Y.

Trouble du rythme cardiaque chez l'hypertendu : épidémiologie, diagnostic et mesures de prévention.

(Article) IIème journées scientifiques de la SOCAR-B : Hypertension artérielle et maladies associées – Lomé – Togo 2006. P : 1

[59] Servane Di Bernardo
Epidémiologie et prise en charge de l'insuffisance cardiaque dans le service de Médecine polyvalente urgences du CHU de Nantes.
Thèse Med, Nantes, 2005, 100p, n° 28.

[60] Ikama MS, Kimbally-Kaky G, Gombet T, Ellenga-Mbolla BF, Dilou-Bassemouka L, Mongo-Ngamani S, Ekoba J, Nkoua JL
Insuffisance cardiaque du sujet âgé à Brazzaville : Aspects cliniques, étiologiques et évolutifs.
Service de cardiologie et médecine interne, Centre hospitalier et universitaire de Brazzaville, Congo.
Med Trop 2008 ; **68** : 257-260

[61] STRASSER T.
Soins cardiovasculaires aux personnes âgées.
Organisation mondiale de la santé, (Genève) ; 1990 ; 63-75 ; 95-99

Insuffisance cardiaque et trouble du rythme supraventriculaire chez le sujet âgé.

ANNEXES

Fiche signalétique

Nom : N'GUISSAN

Prénom : Nanakan

Pays d'origine : TOGO

Année de soutenance : 2009-2010

Ville : Bamako

Titre : Insuffisance cardiaque et troubles du rythme supraventriculaires chez le sujet âgé.

Lieu de dépôt : Bibliothèque de la FMPOS

Secteur d'intérêt : Cardiologie, Médecine interne

Adresse E. mail : nanakan125@yahoo.fr

RESUME

Le but de l'étude est d'établir la fréquence relative des troubles du rythme supraventriculaire au cours de l'insuffisance cardiaque chez le sujet âgé et de voir la place qu'ils occupent dans cette pathologie. C'est une étude retro et prospective menée en 32 mois, du 1er janvier 2008 au 31 août 2010. Elle a concerné des sujets âgés de 60 ans et plus, en insuffisance cardiaque associée à un trouble du rythme supraventriculaire d'après les arguments cliniques, électrocardiographiques, radiologiques et échocardiographiques. Nous avons retenu 37 patients soit 22,29 % des 166 sujets âgés de 60 ans et plus hospitalisés durant cette période : 20 femmes (54,1 %) et 17 hommes (45,9 %), âgés en moyenne dans les deux sexes de 72,5 ± 6,9 ans (extrêmes : 60 à 96 ans). Le principal antécédent médical était l'HTA (n = 14, soit 37,8 %). Le facteur de risque cardiovasculaire le plus fréquent était l'HTA (n = 14, soit 37,8 %) suivi du tabagisme (n = 12, soit 32,5 %). Le signe fonctionnel le plus fréquent était la dyspnée d'effort associée à l'orthopnée (n = 31, soit 83,7 %). Les signes physiques étaient dominés par la tachycardie (n

= 29, soit 78,4 %).

A la radiographie thoracique de face la cardiomégalie était la plus fréquente (n = 30, soit 81,0 %). Sur le plan électrique outre les troubles du rythme cardiaque supraventriculaire, l'HVG prédominait (n = 32, soit 86,5 %). Dans l'étude l'AC/FA était le trouble du rythme cardiaque supraventriculaire le plus fréquent (n = 32, soit 86,5 %), suivie de la tachysystolie (n = 3, soit 8,1%), du fibrillo-flutter (n = 1, soit 2,7 %) et de la tachycardie jonctionnelle (n = 1, soit 2,7 %). La dysfonction ventriculaire gauche était systolique (n = 27, soit 72,9%) et diastolique (n = 10, soit 27,1 %). Les cardiomyopathies sous jacentes étaient hypertensives (n = 14, soit 37,8 %), dilatées (n = 12, soit 32,5 %), ischémiques (n = 5, soit 13,5 %), et hypertrophiques (n =2, soit 5,4 %). Pour les valvulopathies (n = 4, soit 10,8 %). La létalité a été de 16,2 % (n = 6). L'insuffisance cardiaque associée à un trouble du rythme supraventriculaire est
d'une fréquence non négligeable chez le sujet âgé. Sa prévention consiste à lutter contre l'ensemble des facteurs de risque vasculaire, particulièrement contre l'hypertension artérielle.

MOTS CLES : Insuffisance cardiaque, troubles du rythme cardiaque supraventriculaire, arythmie complète par fibrillation auriculaire et sujet âgé.

Insuffisance cardiaque et trouble du rythme supraventriculaire chez le sujet âgé.

FICHE D'ENQUÊTE

I - Variables d'identification

1- Identification numérique :

2- Nom :   3- Prénom :

4- Age :   5- Sexe :   6- Profession :

7- Ethnie :   8- Adresse/Résidence :

II - Variables caractéristiques

A- Antécédents familiaux

1- HTA :   oui ☐   non ☐

2- Diabète : oui ☐   non ☐

3- Maladie coronarienne : oui : ☐   non : ☐

4- Autres :

B- Antécédents personnels
1- Médicaux

a- HTA ;   oui : ☐   non : ☐

b- Autres :

2- Cardiovasculaires : Type :   depuis :   Suivi :

3- Chirurgicaux : Nature :   depuis :

4- Gynéco – obstétricaux : G :   P :   A :   V :   D :

C- Facteurs de risque cardiovasculaires

1- HTA :   oui : ☐   non : ☐

2- Diabète :   oui ☐   non : ☐   Type :   Suivi :

3- Tabagisme :   oui   non   Nombre de P/A :

4- Dyslipidémie :   oui ☐   non ☐   Depuis :   Suivi :

5- Obésité :   oui ☐   non ☐

6- Contraception :   oui ☐   non ☐   type :   depuis :

7- Autres :

III Examen clinique

Insuffisance cardiaque et trouble du rythme supraventriculaire chez le sujet âgé.

A-Signes fonctionnels :

1-Dyspnée :　　　　Effort ☐　　　　Orthopnée ☐

2-Douleur Thoracique :　oui ☐　　　non ☐

3-Toux :　　　　　　oui ☐　　　non ☐

4-Palpitation :　　　　oui ☐　　　non ☐

5-Hépatalgie d'effort :　oui ☐　　　non ☐

6-Autres :

B-Signes généraux

1-Etat général :　　　　　2-TA :　　　　　3-pouls :

4-Température :　　　5-poids :　　　6- Taille :　　　7- IMC :

C-Signes physiques

1-BDC réguliers :　　　oui ☐　　　non ☐

2-Tachycardie :　　　　☐　　3-Bradycardie ☐

4-Bruits de galop :　　oui ☐　　non ☐　　Type :

5-Souffle cardiaque :　oui ☐　　non ☐　　Type :

6-Crépitants pulmonaires : oui ☐　　non ☐

7-TVJ :　　　　　　oui ☐　　　non ☐

8-RHJ :　　　　　　oui ☐　　　non ☐

9-Hépatomégalie :　　oui ☐　　　non ☐

10-OMI :　　　　　　oui ☐　　　non ☐

IV-Examens para cliniques

A-Radiographie thoracique de face

1-Normale :　　　　　oui ☐　　　non ☐

2- Cardiomegalie:　　oui ☐　　　non ☐

3-saillie de l'arc moyen gauche: oui ☐　　non ☐

4-OAP:　　　　　　　oui ☐　　non ☐

Insuffisance cardiaque et trouble du rythme supraventriculaire chez le sujet âgé.

5-Autres :

B-ECG

1-normal :   oui ☐   non ☐
2-HVG : ☐   3-HVD : ☐   4-HAD : ☐   5-HAG : ☐
6-Extrasystoles :   oui ☐   non ☐   Type :
7-troubles du rythme :   oui ☐   non ☐   Type :
8-Troubles de conduction : oui ☐   non ☐   Type :
9-Troubles de la repolarisation :   oui ☐   non ☐
10-Autres :

C-Echographie cardiaque

1-Normal :   oui ☐   non ☐
2-Hypertrophie pariétale :   oui ☐   non ☐
3-Fonction systolique :   Bonne ☐   Altérée ☐
4-dilatation: OG ☐   VG ☐   OD ☐   VD ☐
5-IM: 1 ☐   2 ☐   3 ☐   4 ☐
6-RM Serré: oui ☐   non ☐
7-Autres :

D-Biologie

1-Glycémie :   normale : ☐   élevé : ☐
2-Crétininémie :   normale : ☐   élevé : ☐
3-Ionogramme sanguin :
a-Hyperkaliémie : ☐   b-Hypokaliémie : ☐   c-Hyponatrémie : ☐
d-Hypernatrémie : ☐   Hypercalcémie : ☐   Hypocalcémie : ☐   g- ☐
Autres :

V.Diagnostic :……………………………………………………………………
………………..……………………………………………………………………..

Insuffisance cardiaque et trouble du rythme supraventriculaire chez le sujet âgé.

VI. Traitement : ....
....

VII. Conclusion et commentaire
....
....
....
....

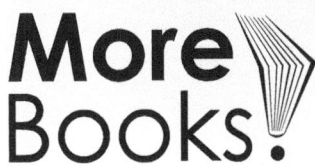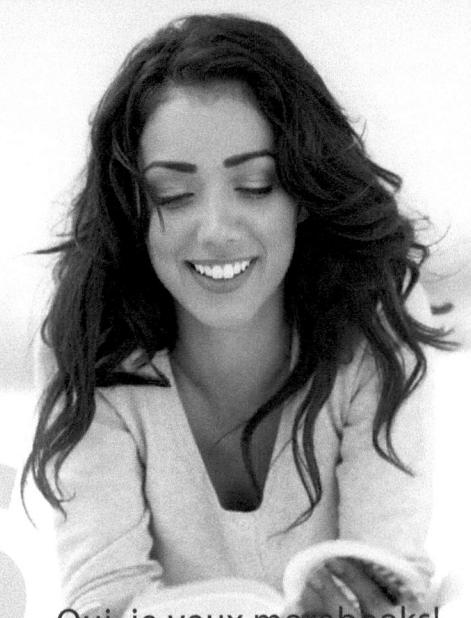

I want morebooks!

Buy your books fast and straightforward online - at one of the world's fastest growing online book stores! Environmentally sound due to Print-on-Demand technologies.

Buy your books online at
www.get-morebooks.com

Achetez vos livres en ligne, vite et bien, sur l'une des librairies en ligne les plus performantes au monde!
En protégeant nos ressources et notre environnement grâce à l'impression à la demande.

La librairie en ligne pour acheter plus vite
www.morebooks.fr

VDM Verlagsservicegesellschaft mbH
Heinrich-Böcking-Str. 6-8
D - 66121 Saarbrücken

Telefax: +49 681 93 81 567-9

info@vdm-vsg.de
www.vdm-vsg.de

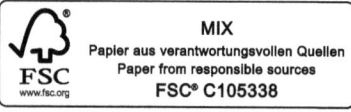

Printed by Books on Demand GmbH, Norderstedt / Germany